AF402503

Td 5 94

OBSERVATIONS
CLINIQUES
DE MÉDECINE ET DE CHIRURGIE,

RECUEILLIES

PAR M. B. RICHARD-CALVE,

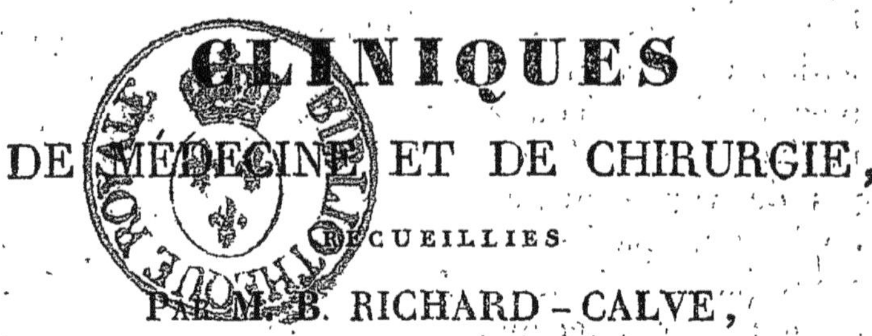

Médecin - opérateur, à Vauvert, Docteur de la faculté de
Médecine de Montpellier, Ex-Chirurgien externe de
l'Hôpital civil et militaire de Montpellier, ci-devant
Hôtel-Dieu St. Eloi, Membre honoraire du Cercle chi-
rurgical de Montpellier, Associé Correspondant de la
Société royale de Médecine de Marseille, de celle de
Nismes, Evreux, etc.

QU'IL ne vous arrive jamais, surtout au début
de votre pratique, d'aborder et d'examiner un malade sans le dessein bien formé de mettre plus
tard par écrit l'histoire de sa maladie. De cette
manière, vous apporterez à l'examen de chacun
une attention plus soutenue; le coup-d'œil deviendra
plus étendu, plus juste et plus rapide, la réflexion
plus profonde, le jugement plus exact : en un mot,
l'analyse et l'investigation de tous les phénomènes
morbides et de leurs rapports seront plus parfai-
tes. Imposez-vous cette obligation pour tous les cas
indistinctement et dans le principe de chacun d'eux
sans exception, attendu qu'on ne saurait jamais
garantir une issue favorable, même à celui qui
d'abord est le plus léger. Si cette méthode ne vous
donne pas toujours le moyen d'arrêter les progrès
du mal et de prévenir les métaptoses et les complications, elle vous aura mis au moins dans le

cas de mieux les combattre, vu la connaissance détaillée et approfondie que vous aurez acquise de la succession, de l'enchaînement, de la subordination et de l'influence réciproque des divers élémens morbides Vous acquerrez ainsi de bonne heure une vaste et solide expérience, et vous ne tarderez pas de vous convaincre qu'elle se compose moins de la multiplicité des objets que de leur exacte appréciation. D'autre part, n'écrivez rien sans l'intention de donner de la publicité à vos mémoires, en les destinant d'avance soit à l'impression, soit à des Sociétés savantes ; par ce moyen vous atteindrez le double but d'avoir servi la cause de l'humanité en travaillant pour votre instruction et votre gloire, et ce n'est pas chose toujours indifférente, même chez les gens de votre âge, d'intéresser le sentiment de l'amour-propre à l'exercice de la philantropie et au soulagement de ses semblables. C'est ainsi que d'abord vous aurez fait le bien, en voulant paraître avoir bien fait ; plus tard vous le ferez par habitude, s'il arrive que l'injustice des hommes ralentisse un jour votre zèle, amène le dégoût ou l'indifférence et vous rende moins sensible à leurs jugemens.

Tel est, en substance, le conseil qui me fut donné jadis par un Médecin habile, et dont dix années de ma propre expérience m'ont trop démontré les avantages, pour que je me croie aujourd'hui dispensé de m'y conformer.

Fracture au col du fémur. Une femme, déjà sur le retour de l'âge, se laissant choir du haut d'un mûrier, frappe sur le grand trochanter du côté droit ; douleur sourde à l'aine, impossibilité de se relever. Quelques heures après l'accident nous la visitons avec M. le docteur *Reinaud.* Couchée sur le dos, elle ne peut, en aucune manière, soulever le membre malade , celui-ci étant étendu ; gonflement considérable et larges ecchymoses à la partie supérieure et externe de la cuisse ; peu de difformité à part cela ; même niveau et même hauteur aux crêtes des os des îles ; nulle élévation ni dépression dans l'aine ; mais les genoux , les malléoles et le talon du côté droit sont plus hauts d'un pouce à un pouce et demi que les mêmes parties du côté gauche, et sont en même temps projetés en dehors. Le bassin fixé par un aide , nous opérâmes simultanément une légère traction ou extension sur le pied , le genou et le haut de la cuisse , en imprimant, à la totalité du membre, un mouvement de rotation en dedans , en même temps que le trochanter était soulevé en avant , et nous pûmes ainsi rétablir aisément sa rectitude et sa longueur naturelles. Nous l'assujettîmes au membre sain, au moyen de mouchoirs et de bandes passés au-dessus des genoux et des malléoles. (Applications résolutives sur le haut de la cuisse). Le lendemain, l'extrémité malade est de nouveau plus courte et projetée en dehors. Comme la veille , il est facile de la réduire en son lieu ordinaire. Dès lors plus de doutes sur le genre d'affection ; néanmoins , en dépit des clameurs de gens trop sots pour s'apercevoir qu'ils devraient s'abstenir de juger en pareille matière , quelques jours furent employés à combattre l'inflammation et la congestion locales qui se seraient opposées à l'application du bandage extensif et contentif nécessaire. Cette indication remplie , au moyen des sangsues, cataplasmes , diète , etc. , il fut procédé de nouveau aux manœuvres énoncées plus haut et propres à réduire la fracture. D'abord, une serviette, pliée en trois, fut placée sous le bassin ; le pied enveloppé d'une bande roulée ; un drap fanon recou-

vert de bandelettes de longueur et de largeur ap‑
propriées, apposées sous l'extrémité malade. Quand
la réduction fut opérée, des aides furent chargés
de la fixer et de l'assujettir exactement tout le temps
de l'application du bandage ; des compresses im‑
pregnées d'alcohol camphré furent appliquées sur le
haut de la cuisse ; une bande de toile forte et sou‑
ple fut passée dans l'aine où elle portait sur une
compresse très-épaisse ; il en était de même sur la
tubérosité ischiadique. Les deux chefs de la bande
ou lacs supérieurs, venaient se joindre vers la crête
de l'os des îles ; une compresse, aussi très-épaisse,
entourait les malléoles et servait de point d'appui
à une autre bande qui s'y entre-croisait, venait sur
le dos du pied et passait en dessous. Nous pro‑
cédâmes à l'application des bandelettes, en com‑
mençant par les inférieures ; après avoir roulé les
attelles à distance convenable, deux coussinets de
son, furent interposés à la partie externe et interne
de toute la longueur du membre ; un troisième
coussinet, surmonté d'une attelle, fut placé en dessus
depuis le genou jusqu'au-dessus de l'aine. Les trois
attelles rapprochées et serrées convenablement fu‑
rent assujetties au moyen de sept lacs placés à
distance égale dans la longueur du membre. Les
deux chefs de la bande ou lacs supérieurs furent
introduits dans la mortaise de l'attelle externe, for‑
tement tendus et noués dans l'échancrure prati‑
quée au-dessus. La bande ou lacs inférieur fut éga‑
lement introduite dans la mortaise inférieure pra‑
tiquée trois pouces en-delà du pied et nouée sur
l'échancrure ; l'excédant des deux bouts de la bande
fut ensuite passé dans un autre mortaise pratiquée
vis-à-vis à la partie inférieure de l'attelle interne, et
servait, de concert avec une autre bande qui pre‑
nait le pied, à l'entraîner en dedans. Le bandage

de corps, placé sous le bassin, assujettissait le tout de manière que le bassin et la totalité du membre ne formaient qu'une seule pièce immobile. Une corde attachée au plancher aidait la malade à se soulever quand il était besoin de passer sous elle le vase de nuit. Les lacs supérieurs et inférieurs, la ceinture du bassin et les autres sept lacs étaient resserrés tous les deux ou trois jours, et suivant qu'ils se relâchaient : une quinzaine de jours après, l'appareil fut changé et réappliqué avec les précautions convenables. Le lacs supérieur ne tarda pas de produire une excoriation dans l'aine contre laquelle nous nous bornâmes à rendre plus fréquentes les lotions alcoholiques, sans relâcher aucunement ce lien, d'où dépendait la formation du cal, nonobstant les plaintes de la malade. Au reste, la dessication de cette excoriation ne tarda pas d'arriver, et, pendant tout le reste du traitement, elle en fut quitte pour la douleur occasionée par les lacs tant supérieur qu'inférieur. Tous les douze à quinze jours le bandage était renouvelé. Vers le quarante-cinquième, l'impatience s'empara de la malade ; mais sur nos instances, et vu l'impossibilité de soulever d'une pièce le membre étendu, en pliant la cuisse sur l'abdomen, elle s'y résigna encore durant quinze jours : vers ces derniers temps elle fut mise à l'usage interne de quelques cuillerées de vin amer. Au bout des deux mois, elle put soulever le pied ; un simple spica remplaça le bandage extensif ; l'extrémité malade avait maigri, des embrocations toniques furent pratiquées, mais n'empêchèrent pas les deux extrémités de s'œdématier, quand la malade commença de se lever. Une fièvre remittente et une diarrhée qui survinrent retardèrent leurs dégorgemens et le retour des forces ; tous les accidens se dissipèrent après le troisième mois, et la malade se trouva parfaitement guérie. On s'aperçoit à peine d'un peu de claudication que l'on sait être inévitable dans cette grave affection, d'après l'opinion et l'expérience des plus célèbres chirurgiens, de M. Delpech, entr'autres, qui offre un défi de 2,000 fr. à quiconque produira une fracture du col du fémur, sans difformité aucune. Le bandage que nous avons mis en usage est, à peu de chose près, celui de Desault ; sa simplicité le fera toujours préférer à toutes ces machines compliquées qu'on n'a pas toujours sous la main, qui ne réussissent pas mieux et ne font pas moins souffrir. Le cas actuel prouve qu'il remplit parfaitement l'indication essentielle et remédie à la difficulté de cette cure qui consiste bien plus à maintenir et à contenir les bouts de l'os fracturé qu'à les réduire.

Nous avons été obligé d'employer le même appareil dans deux fractures *obliques* du corps du fémur, survenues l'une à une jeune fille âgée de cinq ans, et l'autre à un manœuvre maçon qui tomba dans une cuve du château de Candiac. Je n'entrerai pas dans le détail d'une *fracture du tibia* arrivée à une fille âgée de dix ans, et de plusieurs autres *fractures de l'humérus et de la clavicule* qui n'offrent rien de particulier et ont été amenées à parfaite guérison par les procédés ordinaires.

Je passe à deux observations à peu près identiques et qui me serviront de texte pour discuter un point important de thérapeutique médico-chirurgicale, et établir des distinctions essentielles dont la négligence peut avoir des conséquences funestes. Il est question du traitement à opposer aux désordres occasionés par l'action des corps contondans, en d'autres termes, *par des coups sur la région épigastrique.* Ce traitement varie selon la nature et l'étendue de ces désordres, selon que les accidens sont simplement locaux ou bien sont généraux ; que le coup a borné son action à la peau, aux muscles, à un organe spongieux, ou bien qu'il a ébranlé un organe nerveux et occasioné une commotion qui s'est propagée aux plexus ou ganglions du grand sympathique où de tout autre paire de nerfs. Il est certain que, dans le premier cas, les saignées générales et locales seront utiles, voire même indispensables. En est-il de même dans le second cas et lorsque les effets du coup ne consistent nullement en lésions organiques et matérielles, mais en un ébranlement nerveux qui enchaîne, paralyse ou résout les forces de la vie ? Non sans doute. Des frictions sèches ou alcoholiques, éthérées, ammoniacales sur toute l'habitude du corps et aux extrémités; des antispasmodiques à l'intérieur, calmans ou cordiaux selon les circonstances, sont souvent les seuls moyens permis dans ces cas. Un homme de moyen âge reçoit un coup de pied de cheval à l'hypocondre gauche ; syncope profonde qui se dissipe au bout de quelques minutes, ou lui fait flairer du vinaigre. La distance des lieux ne me permit d'être auprès du malade que trois heures après l'accident; je le trouvai couché, se plaignant d'une débilité, d'un anéantissement excessifs. On fut obligé de le soulever pour passer sous lui le vase de nuit; la selle qu'il rendit n'offrit rien de particulier, si ce n'est beaucoup de fétidité. Pouls petit, concentré, échappant sous les doigts; face blafarde, d'un jaune paille ; nulle douleur ni tension dans le bas-ventre ; aucune trace d'ecchymose. Une nouvelle syncope se déclara lors de mon arrivée et fut dissipée avec du

BIBLIOTHÈQUE NATIONALE R.F. IMPRIMÉS

vinaigre en frictions et quelques cuillerées de vin aromatique sucré. Comme je me disposais à appliquer quelques sangsues sur l'hypocondre gauche, pour prévenir une inflammation ultérieure, et que je discourais avec le malade sur l'utilité de ce moyen, le pouls devient imperceptible, la voix s'arrête au gosier, la pâleur augmente, les yeux se contournent, la respiration cesse, les traits se décomposent; cinq minutes ne sont pas écoulées qu'il n'est déjà plus. L'abdomen reste souple après la mort. J'imagine qu'on ne sera pas tenté d'attribuer la cause d'une mort aussi prompte à des lésions organiques, mais bien à l'anéantissement, à la résolution des forces, à l'interruption de l'influence nerveuse sur les grandes fonctions de la vie. Tel serait, par exemple, un coup sur les testicules qui peut tuer instantanément. Peut-on croire qu'ici une saignée générale eût été propre à prévenir la mort et à ranimer ou soutenir l'énergie vitale ? Jamais praticien ne sera tenté, je pense, en pareille occurrence, d'employer un semblable moyen. Venons au second fait : Un jeune-homme, âgé de dix-huit ans, frais, robuste, vigoureux et sanguin, heurte rudement, à la suite d'un repas copieux, contre un corps dur qui l'atteint à la région épigastrique; vomissemens, tension et contraction de labdomen ; pas de selles. Le lendemain le docteur *Reinaud* ordonne l'application de trente sangsues sur l'abdomen et la continuation des fomentions et lavemens émolliens, tisane de poulet, petit lait, huile d'amandes, magnésie, potion calmante. Ces divers moyens n'arrêtent point les efforts de vomissement qui amène, avec ce que le malade prend, des mucosités verdâtres, porracées; les lavemens n'entraînent rien. Le troisième jour, même état ; comme le pouls est plein et fort, nous décidons de faire appliquer trente nouvelles sangsues. Le malade ne souffre pas et ne se plaint d'aucune douleur fixe. Le soir, le pouls devient concentré, les extrémités froides ; frictions ammoniacales ; le 4 au matin cet état a disparu. On nous adjoint de nouveaux consultans qui proposent une saignée (laquelle est rejetée par la majorité), trente sangsues et un bain tiède. Dans l'après midi on applique les sangsues. Comme le sang coulait, le pouls devient petit, concentré, les extrémités froides ; fomentions chaudes, frictions ammoniacales; menace de syncope, décomposition des traits de la face, délire, battemens de cœur précipités et irréguliers; mort quelques heures après. Dans ce cas, comme dans le premier (quoique à un moindre degré), on peut avancer que trop peu de jours s'étaient écoulés pour qu'on puisse raisonnablement attribuer la mort aux progrès de l'inflammation ; ce sont des affections plutôt nerveuses et spasmodiques que phlegmasiques, et qui tiennent plus de la nature du choléra ou du miserere, que de celle de la gastrite ou de l'entérite; c'est ce qui doit rendre avare des évacuations sanguines, surtout générales, moyen dont la prodigalité nuit prodigieusement, même dans les véritables et pures inflammations, de tissus aussi peu doués de vitalité que les intestins et autres parties membraneuses isolées. J'ai la conviction qu'ici la saignée eut été promptement mortelle et que l'application des dernières sangsues a au moins accéléré l'instant du trépas ; je dois ajouter qu'aussitôt après la mort, la chaleur s'est répartie et reportée également aux extrémités comme dans le reste du corps; ce qui s'explique par la cessation du spasme et de l'afflux fluxionnaire sur l'épigastre. L'abdomen est resté dur, compacte et ré-

tracté. On peut donc avancer que les coups et
les contusions sur des parties nerveuses n'exigent
pas le même traitement que lorsqu'ils n'intéressent
que des parties musculaires et qu'ils sont exempts
de commotion nerveuse générale. Les évacuations
sanguines sont aussi utiles dans ce dernier cas
qu'elles le sont peu dans l'autre ; et s'il arrive
qu'on veuille les mettre en usage, ce ne doit être
que d'une manière locale, avec parcimonie, sans
porter atteinte au système général des forces, et
seulement pour obtenir un dégorgement local et
non une débilitation générale (1). Lorsque le cas
est compliqué, qu'il y a lésion de plusieurs espèces d'organes, et généralement d'ailleurs, dans
toutes les circonstances, l'état des forces, du pouls
et de la chaleur vitale, le développement ou bien
la concentration des mouvemens, etc., sont les phénomènes indicateurs des déterminations à suivre.
Un homme âgé de cinquante ans, monté sur
une charrette chargée de foin, en fut renversé
par un mouvement brusque, inattendu, et tomba
sur le dos ; il ne perdit point connaissance, mais
on fut obligé de le transporter chez lui ; quelques
heures après nous vîmes le malade avec M. le
docteur *Reinaud* ; nous aperçûmes de larges ecchymoses sur les épaules, le long du dos et vers
le sacrum dont il se plaignait fort peu. Fonctions
intellectuelles libres et dans l'état normal ; point

« On sait que, dans les cas de commotion de la subs-
» tance cérébrale, la saignée n'est utile, s'il y a stu-
» peur et coma, que lorsque l'individu est sanguin
» et que le pouls est fort, plein et régulier ; et que,
» lorsqu'il est petit, irrégulier et intermittent,
» avec perte de connaissance, ce moyen peut amener la
» mort par une syncope ». Voy. *Revue Med.*, novembre
1825, pag. 245.

de céphalalgie ; léger engourdissement à la langue, mais bien marqué aux bras qui se meuvent avec peine et sont sans force ; paralysie complète des extrémités inférieures et insensibilité depuis la région lombaire ; paralysie de la vessie ; la chaleur et le pouls ne tardèrent pas de se développer et d'acquérir un caractère fébrile et inflammatoire. La constitution de l'individu et les symptômes existans nous décidèrent à pratiquer *illico* une large saignée ; sur la persistance des mêmes indications elle fut répétée le lendemain ; des sangsues furent appliquées le long de la colonne épinière, et plus tard une bande de vésicatoire ; des sinapismes furent promenés sur les extrémités inférieures ; une tisane d'arnica stibiée fit rendre quelques selles à l'insu du malade ; nous fûmes obligés, pour donner issue à l'urine, d'avoir recours à l'opération du cathéterisme ; nous employâmes d'abord la sonde d'argent, mais comme son introduction se répétait deux fois par jour, nous craignîmes qu'il n'en résultât une irritation urétrale et nous eûmes recours à la sonde de gomme élastique que nous laissâmes à demeure. Les sinapismes, les vésicatoires, les frictions irritantes provoquaient les phénomènes organiques ordinaires, mais sans exciter la sensibilité de conscience. Ces moyens parurent d'abord améliorer l'état du malade ; mais le dépérissement général succéda, la gangrène se manifesta sur les fesses et au sacrum, et le malade succomba trois semaines après sa chûte, en proie à la fièvre maligne qui accompagnait la gangrène.

J'extrais d'un *traité sur les fièvres rémittentes et intermittentes, sur les avantages et les inconvéniens du sulfate de quinine dans ces maladies, et de ses divers modes d'emploi*, et que j'ai adressé à l'Académie royale de médecine, une observation de fièvre pernicieuse qui a cédé à la seule décoction de quinquina. Un homme, âgé de quarante ans, travaillant dans des lieux marécageux, est atteint de dégoût, lassitude, mal – aise général et éprouve un affaiblissement qui se prolonge sans caractère décidé durant une dizaine de jours ; à cette époque, court et léger frisson, violente chaleur, anxiété extrême, fièvre intense, céphalagie, cardialgie, mouvemens nerveux dans les muscles de la face et des bras. Le lendemain, durant le calme, un purgatif salin est prescrit au malade, vu l'état saburral de la langue ; le soir nouvel accès ou plutôt nouveau paroxisme plus fâcheux que la veille ; délire, mouvemens convulsifs, soda, froid glacial des membres, pouls à peine perceptible. Vers le décroissement du paroxisme, quatre grains sulfate de quinine et demi-grain opium gommeux, le malade vomit ce remède presque aussitôt et déclare n'en plus vouloir. Décoction d'une once de bon quinquina dans deux livres d'eau ; dans l'intervalle, magnésie, camomille et oranger, camphre et nitre, tisane de poulet ; quinze sangsues à l'épigastre, embrocations huileuses sur l'abdomen ; le soir nouveau paroxisme plus alarmant que le précédent, délire, fureur, pouls insensible, etc. etc. ; frictions de teinture de quinquina camphré durant le paroxisme. Durant la rémission suivante, nouveau decoctum de quinquina ; le soir point de paroxisme, guérison. Je pourrais ajouter d'autres observations analogues qui démontreraient l'efficacité de la décoction de quinquina, mais me bornant au fait que je viens de citer, si on le confère des expériences chimiques de MM. Guerette et autres, desquelles il résulte que les décoctions aqueuses de quinquina ne con-

tiennent point ou fort peu de quinine et de cin-
chonine, il en découle cette conséquence que ces
dernières substances ne sont pas les seuls principes fébrifuges de l'écorce du Pérou. Une induction aussi précieuse pour le praticien, et qu'il
peut si utilement mettre à profit dans les cas in-
sidieux compliqués d'irritabilité excessive de l'es-
tomac qui repousse alors la poudre de quinquina
et même le sulfate de quinine, surtout si on ne
lui combine pas l'extrait d'opium à certaine dose,
méritait d'être recueillie et propagée. Néanmoins
est-il prudent de se borner à ce moyen dans des
cas désespérés? Je ne le pense pas; mais je borne
là la discussion de ce sujet, attendu qu'il m'en-
traînerait trop loin et que je l'ai traité d'ailleurs
ex professo.

Charbon et pustule maligne. Mon intention n'est
pas d'établir la différence de ces deux maladies ni
de préciser les particularités de leur traitement res-
pectifs; car je n'ignore pas que, même sur cette
matière, on peut en théorie faire preuve d'esprit,
d'érudition et de savoir. Mais la Médecine pratique ne peut pas comme la Médecine théorique être
considérée comme une science exacte; et quand il
s'agit de la vie d'un malade, tous les retardemens,
conjectures et probabilités ne guérissent aucuné-
ment. Détruire et neutraliser le foyer putride, qu'il
soit primitif ou consécutif d'un état général, tel
doit être le premier soin du praticien; car on
conçoit que, dans tous les cas, la présence et l'ac-
croissement de ce foyer ajouteraient à la gravité
des accidens par l'absorption des matières et par
l'influence sympathique de réaction, provenant du
désordre du travail local. Le caustique agit en anéan-
tissant le principe vireux des humeurs, en activant
et en changeant le mode de sensibilité des solides,

en établissant un travail inflammatoire à la place d'un travail de destruction., en attirant au-dehors le germe morbide et en fixant vers la partie cautérisée un afflux d'humeurs qui devient, au besoin, moyen dépuràtif; il ne peut jamais nuire à l'état général du corps, et, bien qu'on guérisse sans son emploi dans une infinité de circonstances, la difficulté de les reconnaître exactement en pratique doit y engager tant le médecin que le malade, d'autant qu'on ne doit pas balancer entre un remède tout au plus inutile, et son omission qui peut devenir mortelle. Si le cas l'exige on peut recourir ensuite aux topiques émolliens ou vésicans, selon l'état de la vitalité. Quant à moi je me suis toujours bien trouvé de l'usage d'un onguent stimulant et antiseptique dont je ne donnerai pas ici la formule : il achève de corriger le vice des humeurs, fait succéder une suppuration louable et ravive la plaie ; tout cela, sans préjudice des fomentations de vinaigre saturé de sel amoniac et d'alcohol camphré, de la décoction de quinquina à l extérieur et à l'intérieur, après l'emploi d'un vomitif qui agit à la fois comme diaphorétique, excitant et évacuant. Je passe ensuite à l'usage de la serpentaire, du camphre, de l'acétate d'amoniaque et autres moyens que je m'abstiens d'énumérer. C'est par cette méthode que nous avons traité, depuis plusieurs années, un grand nombre de personnes affectées de ces sortes de mauvais maux, et un succès constant a justifié nos espérances. Tous nos malades ont guéri.

Ouvrages de l'Auteur.

1.° Dissertation sur la Gymnastique appliquée à l'Hygiène et à la Thérapeutique. In-4.° , 120 pag., Montpellier , 1818.

2.° Mémoire et Observations sur la Toux convulsive à la suite de la Rougeole. In-8.°. Voy. Jour. compl. du Dict. des Sciences Méd., Paris , 1820.

3.° Mémoire et observations sur les Fièvres rémittentes pernicieuses, syncopales. Voy. Jour. compl. du D. des S. M., Paris, 1822. In-8.°.

4.° Mémoire et Observations sur la Pneumonie chronique qui se termine par la suppuration. Voy. Bul. de la Soc. R. de Méd. de Marseille, 1822. In-8.°

5.° Mémoire et Observations sur la Diarrhée chronique. Voy. Bul. des Sciences Méd., Evreux, 1823, In-8.°

6.° Mémoire et Observations sur les diverses espèces d'Apoplexie et ses divers modes de traitement, Nismes. In-8.° 1824.

7.° Mémoire et Observations sur l'emploi de la Glace et de l'Eau froide dans les diverses pertes de sang. In-8.° Voy. Rev. Méd., Paris , 1824.

8.° Traité sur les Fièvres et l'emploi du Sulfate de quinine. Voy. pag. 11.

L'auteur expose, dans la préface de ce dernier ouvrage, les principes à l'aide desquels on doit procéder à l'investigation des vertus des remèdes nouveaux. Après avoir passé tour à tour en revue les qualités physiques , la composition chimique de la substance à étudier, les expériences sur les animaux, celles sur l'homme sain ; après avoir démontré l'utilité et à la fois l'insuffisance de ces moyens, les avantages et les erremens de l'analogie et de l'induction , il reconnaît que ces divers modes peuvent fournir des données plus ou moins exactes, mais qu'en définitive l'examen des effets immédiats et surtout l'expérience médicale ou le résultat clinique sont indispensables à la connaissance de la vérité. A ce propos il fait remarquer que les effets immédiats ne servent ordinairement qu'à établir les propriétés générales, tandis que les propriétés spéciales ou spécifiques en sont souvent indépendantes. Parmi les circonstances d'une bonne expérience, il parle, entr'autres choses, de l'influence des causes locales sur la constitution, sur la nature, la marche, les complications, et conséquemment sur le traitement des maladies ; il est conduit de cette sorte à consacrer la première partie de son ouvrage à la topographie médicale de Vauvert et des environs ; il insiste sur le caractère périodique et septique que l'air marécageux et autres causes apportent non seulement aux fièvres, mais même aux fluxions de poitrine et autres phlegmasies essentielles, ainsi qu'aux affections nerveuses ; il entre, au sujet du traitement de ces maladies, dans des discussions et des détails propres à étonner les médecins d'un climat différent ou qui, n'étant pas familiarisés avec ces anomalies, ne connaissent que les principes généraux, et ses remarques se trouvent conformes à celles de Torti, Sarcone et Baglivi, qui ont exercés dans des circonstances analogues. Dans la seconde partie, il traite, 1.º de l'histoire et des effets immédiats du sulfate de quinine ; 2.º des propriétés de ce sel ; 3.º de son emploi thérapeutique. Ce dernier chapitre est subdivisé en plusieurs sections consacrées aux fièvres intermittentes simples ou compliquées, bénignes ou insidieuses, et successivement aux fièvres rémittentes. Il précise les cas où ce sel est convenable, ceux où il est nuisible, quand le quinquina est préférable et *vice versá* ; quels sont les remèdes qui doivent le précéder, lui être associé ou suivre son usage ; la conduite à tenir dans les obstructions, les phlegmasies, la malignité et autres complications, lorsque la fièvre rémittente menace de devenir continue ; il indique la méthode propre à prévenir ou à remédier aux mauvais effets d'une trop forte dose ou de l'emploi intempestif de ce sel, etc. Enfin, et conformément aux bons principes médicaux, tous les préceptes qu'il donne sont corroborés ou plutôt ne sont que la conséquence d'une foule d'observations qu'il rapporte.

Nismes, chez DURAND-BELLE, Imprimeur.

www.ingramcontent.com/pod-product-compliance
Ingram Content Group UK Ltd.
Pitfield, Milton Keynes, MK11 3LW, UK
UKHW020010130726
13694UKWH00005B/2211